CYCLE BIOLOGIQUE

DES

TÆNIAS DE L'HOMME

Par le Dr BÉRENGER-FÉRAUD,

Directeur du service de santé de la marine en retraite.

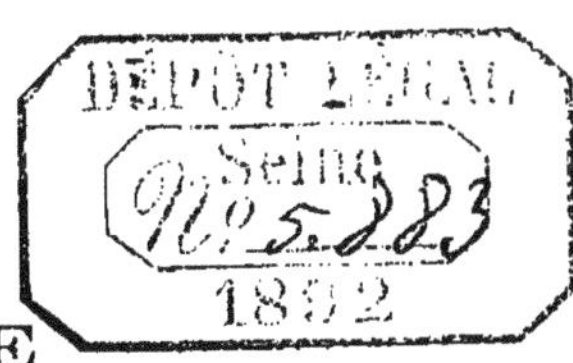

Pour pouvoir lutter, par des moyens prophy-
lactiques efficaces, contre la tendance à l'aug-
mentation de fréquence des tænias, qui est si-
gnalée, depuis un demi-siècle, dans un grand
nombre de pays, il était nécessaire de connaître
les diverses phases de l'existence de ces parasites ;
aussi, l'étude de leur cycle biologique, fort inté-
ressante, d'ailleurs, au point de vue de l'histoire
naturelle, a-t-elle pris aujourd'hui une importance
plus grande que par le passé, aux yeux des médecins.

Malheureusement, nos connaissances sont encore
très imparfaites sur ce point; on a découvert près
de quatre cents espèces de tænias, et c'est à peine
si l'on est bien fixé sur les métamorphoses d'une
vingtaine, de sorte qu'il serait téméraire de penser
que nous possédons tous les détails de cette biologie. Néanmoins, le peu que nous savons déjà
nous permet d'entreprendre l'esquisse de ce cycle
que l'hygiéniste doit avoir présent à l'esprit dans
la recherche des moyens de défense de la santé
humaine.

HISTORIQUE. — Il est inutile, je crois, de rap-
peler ici que, dans l'antiquité et le moyen âge, les
idées les plus diverses eurent cours au sujet de la

nature des tænias. Après avoir été considérés comme des animaux véritables, ils parurent à plusieurs n'être qu'un produit de sécrétion, à d'autres de véritables colonies d'animaux distincts ; puis leur animalité fut admise de nouveau. Quoi qu'il en soit, sans nous arrêter à toutes les discussions qui eurent lieu jadis à ce sujet, nous pouvons arriver sans plus tarder aux époques voisines de la nôtre.

Depuis longtemps l'observation avait fait connaître les cysticerques, comme elle avait fait connaître le tænia, et il arriva un jour, à la fin du dix-septième siècle, qu'on commença à soupçonner les relations intimes qu'il y a entre eux. Les travaux de Rédi, de Hartmann, de Wepfer, de Tyson, de Malpighi, etc., corroborèrent les savants dans cette pensée, sans cependant que l'opinion fût assise sur des faits bien solidement établis.

Pallas, adoptant entièrement l'idée de l'identité des cysticerques et des tænias, chercha à expliquer par la différence du milieu la dissemblance de forme. Pour lui, un œuf qui était porté dans la trame des tissus se développait sous forme de cysticerque, alors qu'il se serait développé sous forme de tænia si le hasard lui avait fait habiter l'intestin. Goêze, qui, par ailleurs, avait déjà établi la distinction entre le tænia proprement dit et le bothriocéphale, s'occupa de la biologie de ces vers plats ; et, développant les idées de Pallas, il appela les cysticerques : des *tænias viscéraux*, par opposition aux *tænias intestinaux*.

Mais il faut arriver au milieu du dix-neuvième siècle pour voir le progrès s'accentuer d'une manière réellement féconde : la théorie des générations alternantes allait, en effet, donner une extension des plus heureuses aux recherches, en même temps que la perfection des instruments d'observation et le progrès accompli dans la méthode des recherches faisaient présager des résultats plus favorables que par le passé.

En 1842, Steenstrup, qui s'occupait de la biologie des helminthes avec grand soin, admit, comme hypothèse : que les cysticerques étaient une phase de développement de certains vers. Cependant il resta dans un vague qui ne permettait de tirer aucune déduction immédiate de ses propositions ; et, tout en pensant que les tænias et les cysticerques avaient un lien étroit de parenté, on ne savait encore trop comment s'accomplissait leur existence et se faisaient leurs mutations.

Bientôt, néanmoins, l'hypothèse prit une forme mieux définie ; on arriva à admettre que les œufs de tænia, pénétrant dans le tube digestif de certains animaux, et étant pris par les absorbants qui les portaient dans les vaisseaux sanguins, arrivaient dans les tissus où ils allaient constituer les cysticerques. Dujardin, en 1845, adopta cette manière de voir qu'il développa d'une manière brillante, et qu'il fit admettre désormais dans la science ; seulement, ne sachant encore comment expliquer ce fait, si étrange de prime abord, que le cysticerque est un ver cystique, tandis que le tænia est un ver rubanaire, il émit l'opinion que les cysticerques étaient une monstruosité spéciale au tænia ; en somme, ils n'étaient pour lui qu'un accident tératologique.

Cette manière de voir n'était qu'une hypothèse d'attente formulée pour permettre aux recherches en cours d'arriver à des résultats plus précis ; aussi fut-elle bientôt laissée de côté, car les travaux de Van Bénéden venaient d'ouvrir un horizon nouveau à la question.

En effet, en 1850, Van Bénéden (*Mém. de l'Acad. de Belgique,* T. V) arriva, en étudiant les parasites des divers poissons, à dire que certains vers qui existent à l'état de kyste dans les tissus de tel petit poisson, se transforment en helminthes intestinaux rubanaires chez un gros qui le mange. C'était, on le voit, un pas considérable fait dans le champ de la biologie des helminthes ; le cysticerque, c'est-à-dire le ver kystique vésiculeux qui est si différent du tænia au premier aspect, et qui vit dans le parenchyme d'un organe d'un animal, est là, attendant, pour ainsi dire, que cet animal serve de pâture à un autre. Ce jour-là le ver kystique introduit dans le tube digestif de cet animal carnivore y perd son caractère kystique pour prendre celui de ver rubanaire.

Au moment où Van Bénéden faisait ses recherches, Siebold (*Ann. des Sc. nat.*, 3ᵉ série, T. XV) écrivait que les vers kystiques n'étaient que les larves des vers rubanaires ; c'était la corroboration de l'idée qui semblait tout au moins déjà être une hypothèse séduisante, et qui, par conséquent, fut acceptée volontiers tout d'abord.

Mais il fallait une démonstration irréfutable de la réalité de cette hypothèse, démonstration qui ne pouvait être faite que par des expériences. C'est Kuchenmeister qui se chargea de ce soin : faisant ingérer à des chiens le cysticerque pisiforme du lapin, il leur donna le *tænia serrata*, ce qui était la preuve matérielle que le cysticerque n'est, en réalité, qu'une phase normale de la vie du ver rubanaire.

Poursuivant ses expériences pour montrer l'exactitude de son opinion, Kuchenmeister fit en quelque sorte la contre-épreuve : il donna en 1853 le tournis à des moutons en leur faisant ingérer des œufs de *tænia cœnurus*. Ajoutons que Leuckart, de son côté, donna, quelques années après, le cysticerque fasciolaire à des souris en leur faisant ingérer des œufs du *tænia crassicolis*. Enfin nous dirons aussi que Van Bénéden, prenant deux cochons de provenance identique, donna des œufs de tænia humain (armé) à l'un et n'en donna pas à l'autre ; or, lorsqu'on tua ces animaux, le premier était ladre et le second ne l'était pas (*Mém. sur les vers intestinaux*, Paris, 1858, p. 146).

De même Mossler ayant fait avaler à un cochon des cucurbitins de tænia, trouva neuf jours après,

entre les fibres musculaires du cœur des vésicules
ovales de 0 mm. 033 sans ventouses ni crochets,
qu'il considéra comme des cysticerques. Gerlach
ayant renouvelé cette expérience, trouva vingt et
un jours après les premières ébauches de la tête
du cysticerque dans ces vésicules; quarante,
soixante ou cent dix jours après l'ingestion aucun
doute n'était plus possible.

Les connaissances sur la biologie des tænias
avaient fait un grand pas puisqu'on avait pu à vo-
lonté faire un tænia par l'ingestion d'un cysticerque
et faire un cysticerque par l'ingestion d'un œuf de
tænia. L'idée que le cysticerque est une monstruosité ou une maladie du ver n'était plus admis-
sible, elle disparut devant la certitude, désormais
acquise, que ce cysticerque n'est qu'une phase
normale de la vie des cestodes.

Les faits dont je viens de donner un som-
maire eurent un grand retentissement dans la
science ; ils devaient stimuler les travailleurs
qui se mirent bientôt en devoir de fournir la
dernière preuve qui manquait pour l'admission
définitive de la théorie, à savoir : que ce qui s'ob-
serve chez les animaux se voit aussi chez l'homme.
Or, sachant que le tænia armé, qui vit dans l'intestin de l'homme, a pour cysticerque les gre-
lons que l'on rencontre dans la chair de porc
ladre, on voulut démontrer expérimentalement la
parenté des deux parasites. Pour cela faire
Humbert avala quatorze cysticerques, le 16 dé-
cembre 1854; il commença à rendre des cucurbitins dans les premiers jours de mars ; prenant
alors un tæniafuge, il fut débarrassé de ces excré-
tions pendant quatre ou cinq mois, temps après
lequel il les vit reparaître. Carl Vogt constata
que ces cucurbitins appartenaient au tænia armé
(Bertolus, thèse de Montpellier 1856). La preuve
était donc faite. D'ailleurs Kuchenmeister entreprit de son côté une série d'expériences qui furent
couronnées du succès le plus évident. C'est ainsi,

*

par exemple (*Journ. méd. hebd. de Vienne* 1855), qu'il donna dans un boudin et du potage, à un condammé à mort, des cysticerques dans les conditions suivantes : soixante- douze heures avant la mort, douze cysticerques ; — 36 heures avant la mort, quinze ; — vingt-quatre heures avant la mort, douze ; — douze heures avant la mort, dix-huit cysticerques. Or, examinant le cadavre quarante-huit heures après l'exécution, il trouva dans le duodénum quatre jeunes tænias qui avaient sur la tête une ou deux paires de crochets; un de ces vers avait la couronne de crochets presque complète; dans l'eau qui avait servi à laver l'intestin, Kuchenmeister trouva six autres tænias qui manquaient de crochets.

Le même expérimentateur donna en deux fois : le 24 novembre 1859, et le 18 janvier 1860, quarante cystiterques à un condamné à mort; l'exécution eu lieu le 31 mars, il trouva onze tænias qui avaient des cucurbitins mûrs et huit qui n'étaient pas aussi avancés (*G. méd.*, 1861, p. 448.)

De son côté Luckart fit des expériences analogues couronnées du même résultat. Donnant quatre cysticerques ladriques à un jeune homme, il lui vit rendre quatre mois après des cucurbitins, et ayant alors fait ingérer au sujet une dose de cousso il lui fit expulser deux tænias armés dont un avec la tête. D'autres observateurs firent des expériences semblables; c'est ainsi par exemple que Hollenbach, avalant une cueillerée à thé pleine de cysticerques ladriques, rendit cinq mois après un long fragment de tænia armé.

Dans quelques cas, il est vrai, l'ingestion de cysticerques ou d'œufs de tænia est restée infructueuse, mais nous verrons plus loin que même alors, elles eurent leur utilité, parce qu'elles montrèrent mieux encore dans quelles conditions il est nécessaire que les individus se trouvent pour que le ver accomplisse son évolution. Ce qu'il nous importe de retenir dans le moment présent, c'est qu'on fut désormais bien fixé sur les particularités de la transmission du parasite du porc à l'homme et *vice versa*, ainsi que du passage du ver de telle à telle phase de son développement.

CYCLE BIOLOGIQUE DU TÆNIA ARMÉ. — Voici en résumé comment évolue le tænia armé depuis le moment où il commence à vivre sous forme d'œuf fécondé, jusqu'à son parfait développement adulte :

L'œuf de ce tænia est globuleux, il a 33 à 35 millièmes de millimètres de diamètre (33 à 35 μ) ; et il est constitué avant d'être fécondé par une membrane très délicate qui est la membrane vitelline contenant le vitellus. Cette membrane disparaît peu après la fécondation ; elle est remplacée par une autre plus résistante qui sera déjà formée lorsque l'œuf deviendra libre en dehors du cucurbitin dans lequel il a pris naissance.

Lorsqu'il a été fécondé, l'œuf du tænia armé devient le siège d'une série de modifications biologiques que voici : Du côté de la périphérie il se forme une enveloppe épaisse, résistante, chitineuse, c'est-à-dire comme cornée, qui est destinée à protéger l'œuf contre l'agression des agents extérieurs. Cette membrane présente bientôt des stries concentriques et radiées qui sont l'indice de sa solidité.

Du côté de l'intérieur, le vitellus se divise en deux portions ; l'une, qui est le vitellus de segmentation ou vitellus de germination, est destinée à produire l'embryon ; l'autre, qui est le vitellus de nutrition, est la provision alimentaire que l'embryon doit absorber pendant les premières phases de son développement.

Un œuf de tænia armé ayant été fécondé au préalable, et se trouvant dans de bonnes conditions de développement, est ingéré par un porc. La coque est attaquée et dissoute par les sucs digestifs, et l'embryon est mis en liberté. Cet embryon, qui est muni de six crochets (ce qui lui a valu le nom

d'hexacanthe), se fixe à la muqueuse du tube digestif du porc, la traverse et chemine ainsi de proche
en proche jusqu'à ce qu'il ait trouvé un endroit fa-
vorable, ou bien que, tombé dans le courant cir-
culatoire, il soit porté par le sang dans le lieu
propice à son développement ; ce lieu est généralement le tissu cellulaire inter-musculaire. Arrivé
ainsi dans ce tissu cellulaire inter-musculaire, cet
œuf se transforme en cysticerque qui a la forme
d'un petit haricot dont le hile est constitué par un
orifice qui donne passage à la tête de l'animal lorsqu'il se met en état de protraction.

Pour ne pas donner à mon étude une trop
grande longueur, qu'il me suffise de dire que le
cysticerque est constitué par une vésicule dans laquelle se trouve la tête du futur ver rubanaire,
de sorte que, comme on l'a bien dit : ce cysticerque n'est, en somme, que le tænia réduit à sa
tête et son cou, et dont le premier anneau, au lieu
d'être plat, serait développé en forme de kyste
enveloppant l'animal tout entier. Ce cysticerque
ainsi organisé peut rester plus ou moins longtemps
dans les chairs de l'animal, constituant ce qu'on a
appelé la ladrerie, c'est-à-dire un état plus ou
moins maladif, mais qui n'est pas incompatible
avec la vie.

Nous devons ajouter, à titre de digression, que
l'homme peut ingérer des œufs de tænia armé
avec ses aliments, et que ses sucs digestifs atta-
quant la coque extérieure de ces œufs comme les
sucs digestifs du porc, le mécanisme que nous venons de spécifier peut produire chez lui la ladrerie.

Mais, laissant là cette digression, revenons à
l'étude des phases du cycle biologique du tænia
armé, et disons que, lorsque l'homme mange de la
viande de porc ladré crue ou non suffisamment
cuite, il ingère des cysticerques ; il arrive alors
que l'un d'eux, se trouvant dans les conditions
favorables, continue son évolution biologique et
va constituer un tænia armé rubanaire.

Cette évolution se fait de la manière suivante : le cysticerque, qui était à l'état d'une vésicule dans laquelle se cachait la tête, comme une longue-vue repliée, dégaine cette tête en même temps que les sucs digestifs de l'homme attaquent et dissolvent la membrane enveloppante de la vésicule précitée. Cette tête se fixe à la paroi intestinale à l'aide des ventouses et des crochets dont elle est munie, et la membrane kystique disparaissant, il prend la forme rubanaire, présente des anneaux qui vont en augmentant de nombre ; les premiers formés augmentent de volume et contiennent bientôt les organes génitaux mâles, puis femelles, qui assurent la reproduction de l'animal.

Ces organes génitaux existent dans un même anneau, mais, chose remarquable, ils n'arrivent pas à maturité en même temps ; les mâles sont les premiers, et, après avoir produit leurs spermatozoïdes et l'acte générateur, ils s'atrophient pour laisser place aux organes femelles ; de sorte que chaque anneau est successivement mâle, puis femelle.

Lorsque les œufs sont fécondés, l'anneau du tænia est mûr ; il ne tarde pas à se détacher et à être éliminé avec les selles. Une fois hors du corps, cet anneau se putréfie et les œufs mis ainsi en liberté, protégés par leur épaisse enveloppe, attendent d'être portés par hasard dans le tube digestif du porc pour se développer sous forme de cysticerque.

CYCLE BIOLOGIQUE DU TÆNIA INERME. — Ce que nous venons de dire touchant le cycle biologique du tænia armé nous permet d'être très bref pour le développement du tænia inerme. Disons tout d'abord que précisément au moment où la question des transformations du tænia armé était étudiée d'une manière fructueuse, ce tænia armé semblait céder, sous le rapport de la fréquence, la place au tænia inerme, de sorte qu'il fut nécessaire d'étudier les conditions du développement et de la transmission de cet autre parasite qui ne vit pas chez le porc, mais bien chez le bœuf. Ces recherches étaient plus faciles, en vérité, car la marche suivie par le tænia armé était un guide assuré pour les expérimentateurs. Leuckart, qui avait si bien réussi dans ses précédents essais, entreprit, en 1861, de rechercher quelles sont les conditions du développement du tænia inerme, et, après lui, nombre d'expérimentateurs firent la même chose.

Leuckart, donnant, en 1861, à un veau de quatre semaines, un fragment d'anneau de tænia inerme, la bête mourut spontanément vingt-cinq jours après. — A l'autopsie il trouva un nombre considérable de cysticerques non encore complètement développés, dans les muscles, le cœur, la capsule adipeuse des reins, les ganglions lymphatiques, la surface du cerveau, etc. Dans une autre expérience, Leuckart trouva, quarante jours après avoir fait ingérer à un veau des cucurbitins de tænia inerme, des cysticerques inermes munis de leurs ventouses. Mossler en 1863, Cobbold et Simonds en 1864, Roll en 1865, Guerlach en 1870, Zurn en 1872, Saint-Cyr en 1873, Masse et Pourquier en 1876, refirent les mêmes essais, les varièrent de diverses manières, et leurs résultats corroborèrent ceux de Leuckart.

La contre-expérience nécessaire pour fixer les idées d'une manière définitive fut faite par Oliver (cité par Cobbold, 1873, p. 39), qui, déterminant deux jeunes Indiens à ingérer un certain nombre de cysticerques du bœuf, fit apparaître chez eux le tænia inerme qui fut adulte, chez l'un, douze semaines, chez l'autre quinze semaines après l'ingestion.

Peroncito, de son côté, a fait, en 1877, des expériences très rigoureuses sur ce point. C'est ainsi, par exemple, qu'ayant fait ingérer à deux de ses élèves des cysticerques du bœuf chauffés préala-

blement à 47 et 45 degrés centigrades, il constata
qu'ils n'étaient pas infestés, tandis que ceux qui
prirent des cysticerques non exposés à la chaleur
rendirent des anneaux de tænia dès le cinquante-
quatrième jour et évacuèrent au bout de soixante-
sept jours d'infestation des fragments de tænia
formant une longueur de 4 m. 83 et comprenant
neuf cents anneaux, ce qui porte à penser que le
ver croît en moyenne de 72 mm. et reproduit treize
à quatorze anneaux par jour.

Je dois faire actuellement pour le tænia inerme
la digression que j'ai faite tantôt pour le tænia
armé. Dans une autopsie (Bitot et Sabrazez, *Gaz.
méd. de Paris*, 1891), le professeur Pitres, de Bor-
deaux, a trouvé un cysticerque inerme dans le
cerveau d'un homme, ce qui montre que l'œuf de
ce tænia ingéré par lui peut se transformer comme
chez le bœuf. Le volume plus minime et la longé-
vité moindre de ce cysticerque inerme font que la
ladrerie humaine de cette catégorie est moins
dangereuse que la ladrerie produite par l'œuf du
tænia armé, ce qui explique qu'elle a passé inaper-
çue jusqu'ici ; mais il est certain qu'à mesure que
l'attention sera éveillée sur sa possibilité, les
observations se multiplieront. On sait, d'ailleurs,
que la ladrerie du bœuf, beaucoup moins grave
que celle du porc, est connue depuis peu de temps ;
on comprend que, pour ces deux raisons, la cysti-
cercose que ce ruminant donne à l'homme ait encore peu frappé l'esprit des médecins jusqu'ici.

Arrêtant là ma digression, je continuerai l'étude
du cycle biologique du tænia inerme en disant que
l'œuf de ce tænia, plus ovale et plus lisse que
celui du tænia armé, laisse mieux voir son embryon et, pour cette raison, se prête mieux à l'étude
de son développement. Lorsqu'il est fécondé, il
devient libre par le mécanisme que nous avons
signalé pour le tænia armé. Cet œuf, provenant
des selles humaines, est porté dans l'eau de boisson ou sur les feuilles des herbes dont le bœuf fait

sa nourriture; il pénètre ainsi dans le tube digestif de cet animal, où il se développe absolument comme l'œuf du tænia armé se développe dans le porc. Puis, lorsque l'homme mange le bœuf, ce cysticerque se transforme en tænia inerme, comme e cysticerque du porc se transforme en tænia armé.

CYCLE BIOLOGIQUE DU TÆNIA NAIN. — Les divers états par lesquels passe le tænia nain ne sont pas encore connus d'une manière absolument satisfaisante. Ce tænia a de si étroites analogies avec certains cestodes des rongeurs, notamment avec l'*hymenolepis diminuata* de Rudolphi et l'*h. murina* du rat surmulot et du ver de la farine (*cercocystis tenebrionus*) qu'on s'est demandé s'il n'était pas une phase de l'un de ces animaux.

Grassi a fait plusieurs expériences pour déterminer les particularités de la biologie du tænia nain. Il prit, par exemple, deux rats albinos dont l'intestin avait été au préalable débarrassé de tous ses parasites et il leur donna à manger des anneaux murs de l'*hymenolepis murina* qu'il considère comme à peu près identique au tænia nain. Or il constata au bout de huit jours qu'ils étaient infestés et présentaient des parasites à l'état de cysticerques et à l'état de vers rubanaires. Ces expériences, renouvelées un grand nombre de fois, lui permirent d'établir que cet *hymenolepis murina* parcourt tout son cycle biologique chez le même individu. C'est ainsi que le rat trouve des œufs dans ses aliments; ces œufs, arrivés dans son tube digestif, ont leur enveloppe attaquée par des liquides qui mettent l'embryon hexacanthe en liberté. Cet embryon arrivé dans l'iléon pénètre dans une villosité, y devient cysticerque, puis à un moment donné de son développement retombe dans l'intestin où il devient ver rubanaire et pond à son tour des œufs qui vont souiller les aliments qu'un autre rat ingurgitera.

Il y a là un fait d'importance capitale dans l'histoire du cycle biologique des tænias, car il prouve que dans ce cycle il y a deux particularités distinctes et nullement inséparables : d'une part, la phase de cysticerque entre l'état d'embryon et l'état de ver parfait. — D'autre part, le passage chez un hôte provisoire avant d'arriver chez l'hôte définitif. Or les expériences de Grassi montrent que le même sujet peut offrir au parasite tous les éléments de son développement, de telle sorte qu'il joue tour à tour le rôle d'hôte provisoire et d'hôte définitif. La connaissance de cette possibilité est peut-être appelée à dissiper bien des obscurités qui règnent encore aujourd'hui sur l'étiologie des tænias de l'homme.

Quoi qu'il en soit, il me reste à dire que Grassi fit prendre à six personnes, quatre adultes et deux enfants, des anneaux munis d'*hymenolepis murina* et qu'un de ces enfants, petit garçon de cinq ans, fut infesté et rendit 50 tænias nains. — En outre, un jeune garçon, qui avait la charge de recueillir les déjections d'un enfant atteint par le parasite, fut infesté après un mois de service. (R. Blanchard *Zool. Med.* T. Ier, P. 38.)

Donc, si nous nous en rapportons aux expériences de Grassi, nous sommes portés à penser que le tænia nain n'a pas un cycle biologique tout à fait semblable à celui des tænias armé et inerme en ce sens qu'il subit toutes ses transformations dans un seul et même individu depuis son état d'embryon jusqu'à son âge adulte. Le fait est trop en désaccord avec ce qui se voit généralement chez les autres cestodes pour qu'on ne soit pas tenu à la plus extrême réserve en attendant de nouveaux faits et de nouvelles observations.

CYCLE BIOLOGIQUE DU TÆNIA SERRATA. — Le cycle biologique du tænia serrata est le suivant : Le chien excrète des anneaux murs dont les œufs vont souiller les herbes dont le lapin et le lièvre se nourrissent. Introduit de cette manière dans le tube digestif, l'œuf devient le cysticerque pisiforme et lorsque le chien mange de la viande de lapin ou de lièvre insuffisamment cuite, ou crue, il trouve chez lui l'hôte définitif propre à son évolution en ver rubanaire. — L'homme mange la viande de lièvre et de lapin dans des préparations culinaires où la cuisson a été poussée suffisamment loin pour tuer le cysticerque, mais les quelques faits de présence de tænia serrata dans l'espèce humaine font penser que si le lièvre et le lapin étaient mangés moins cuits par nous, nous serions exposés au tænia serrata dans de plus grandes proportions de fréquence.

Cycle biologique du tænia cucumérin. — Le cycle de ce tænia doit nous retenir un instant. D'après Melnickoff, l'anneau mur du tænia cucumérin expulsé dans les matières fécales du chien se détruit et laisse ses œufs en liberté dans la poussière, de sorte qu'ils peuvent être transportés dans le pelage du chien, où les *ricins* parasites qui le hantent (*trichodectes canis*) peuvent le rencontrer et le manger. — L'embryon du ver se développe dans ce trichodectes et y devient une larve cysticercoïde pyriforme, brune, semblable, dit Villot, à une tête d'ecchinocoque invaginé en elle-même. Puis, lorsque le chien faisant la chasse à ces parasites vient à avaler un trichodectes, cette larve passe à l'état de ver rubanaire parfait.

Pour étayer cette théorie Melnickoff fit l'expérience suivante : une bouillie, faite avec un tænia serrata broyé, fut étendue sur la peau d'un chien où elle servait de pâture à des trichodectes dans le corps de l'un desquels il trouva quatre larves de tænia cucumérin. On a objecté avec raison que de cette unique expérience on ne peut tirer des conclusions rigoureuses et on a dit : puisque le tænia cucumérin est très commun chez le chien, le tricodectes devrait l'être aussi, or il est au contraire rare. — Donc la science a besoin de nouvelles études sur ce point pour être fixée définitivement. Le mécanisme indiqué par Melnickoff devrait être corroboré par d'autres observations pour être mis hors de discussion. Une fois ce point réglé, il resterait encore à expliquer comment il se fait que l'homme est quelquefois hanté par le tænia cucumérin ; car on ne voit pas facilement comment il peut ingérer par aventure des trichodectes du chien.

CYCLE BIOLOGIQUE DU TÆNIA ELLIPTIQUE. — Ce tænia est, d'après quelques auteurs, le même que le tænia cucumérin, avec cette seule différence qu'il se développe chez le chat au lieu du chien ; de sorte que nous n'avons pas à nous occuper de son cycle biologique qui doit être identique, mais qui, en réalité, nous est encore inconnu.

CYCLE BIOLOGIQUE DU TÆNIA FLAVO-PUNCTATA. — Grassi et Rovelli ont étudié ce cycle. En 1888 ils donnèrent des larves provenant d'un insecte orthoptère (*anisolabis annulipes*) à des rats blancs et trouvèrent au bout de trois jours des tænias flavo-punctata dans leur intestin. Au bout d'une semaine ces tænias étaient longs de $5^{m}/^{m}$; après le quinzième jour les anneaux étaient déjà bien distincts quoiqu'ils ne fussent pas encore mûrs.

Grassi a démontré que l'*hymenolepis diminuata* et le *tænia flavo-punctata* sont identiques, car il a pu infester un homme de ce dernier tænia en lui faisant avaler les larves d'hymenolepis diminuata. Mais pour cette variété comme pour les précédentes, de nouvelles expériences sont nécessaires pour fixer l'opinion d'une manière définitive.

CYCLE BIOLOGIQUE DU BOTHRIOCÉPHALE. — Nous avons maintenant à nous occuper du bothriocéphale qui doit être étudié à part, car les conditions de sa biologie sont assez spéciales pour ne pas être confondues avec celles des tænias armé ou inerme.

Knoch, de Saint-Pétersbourg, ayant donné à plusieurs reprises des embryons ciliés de bothriocéphale à des chiens, et n'ayant pas trouvé chez eux des cysticerques de ce ver, mais bien au contraire, des bothriocéphales rubanaires, crut pouvoir conclure que le parasite se développe directement et sans avoir besoin de passer par la phase de l'hôte provisoire. On a objecté que ses expériences n'avaient pas la rigueur nécessaire pour entraîner la conviction ; ses animaux n'avaient pas été débarrassés au préalable de tout parasite intestinal à l'aide d'un tæniafuge et leur alimentation n'avait pas été surveillée suffisamment pour ne laisser place à aucun doute.

Les expériences de Knoch, renouvelées par Leuckart à Giessen, où le bothriocéphale n'est pas endémique, ont non seulement montré qu'on ne pouvait obtenir ainsi des cysticerques, mais que le chien n'y contracte pas non plus le ver rubanaire. Leuckart ayant ingéré des embryons de bothriocéphale et en ayant fait ingérer à ses élèves sans jamais pouvoir produire l'infestation, s'est cru autorisé à penser que le développement direct ne se fait pas, et que pour ce parasite comme pour les autres tænias un hôte provisoire est nécessaire.

Dans l'hypothèse ou le bothriocéphale se développe comme les tænias armé et inerme en passant par la phase de larve et un hôte provisoire, la première question à résoudre était, on le comprend, de reconnaître cet hôte provisoire qui logeait le parasite entre le moment où il était encore embryon et celui où il devenait ver rubanaire. Braun de Dorpat, prenant pour point de départ le fait bien établi aujourd'hui que tous les animaux susceptibles d'être atteints par le bothriocéphale mangent du poisson, eut la pensée d'examiner les poissons de cette ville où le ver est fréquent, afin de rechercher s'il ne trouverait pas le cysticerque dans leurs tissus. Or il rencontra dans les muscles et les organes parenchymateux, comme le foie, la

rate, etc., des brochets, des lottes, des lavarets, de
jeunes larves qui représentent pour ces vers le
cysticerque des tænias armé et inerme, et qu'il a
appelées des plérocercoïdes. Ces larves, données à
des chiens et des chats, préalablement débarrassés de leurs parasites par des tæniafuges, engen-
drèrent bientôt le bothriocéphale rubanaire. Bertholus, de son côté, a constaté que la truite porte
un ver qui a été considéré comme une ligule et
qui n'est en réalité que la larve du bothriocéphale,
car il peut produire le ver rubanaire lorsqu'il est
introduit dans l'intestin. Dans ces conditions on
peut penser que la transmission du bothriocéphale
se fait comme celle du tænia, leur cycle biologique
étant analogue, certains poissons ingérant les œufs
fourniraient au parasite un hôte provisoire comme
le porc le fournit au tænia armé et le bœuf au tænia
inerme. Puis, lorsque ces poissons sont mangés
par un autre poisson ou par un chien, un homme,
etc., ils se transforment en ver rubanaire dans leur
hôte définitif.

Ce qui porte encore à penser que certains poissons, comme le brochet, la lotte, le lavaret, etc.,
sont l'hôte provisoire du bothriocéphale, c'est que,
suivant les pays, tel ou tel de ces poissons est plus
ou moins infesté de plérocercoïdes, et que le ver
rubanaire est parallèlement plus ou moins fréquent dans la population.

Voilà très probablement le cycle dans son ensemble. Mais il y a encore de grandes obscurités
à dissiper ; en effet, tout d'abord nous ferons remarquer que Schauinsland ayant introduit un
grand nombre de fois des embryons ciliés de bothriocéphale arrivés ou non à l'état de larves na-
geuses dans l'estomac de jeunes lottes n'a jamais
pu leur voir subir un commencement de transformation ; il les retrouvait vivantes et encore en-
tourées de leur membrane vibratile dans les appen-
dices pyloriques de l'animal ; de sorte qu'il arriva
à penser que l'œuf du bothriocéphale avait besoin

de deux hôtes provisoires successifs au lieu d'un.

De son côté, M. Mégnin ayant vu le ver rubanaire chez un jeune chien né et élevé à Vincennes, n'ayant ingéré que des œufs et non des plérocercoïdes, a cru pouvoir se rallier à l'idée du développement direct qu'avait admis Knoch.

Mais là ne sont pas toutes les obscurités qui règnent encore sur la question ; en effet, il est à remarquer que les plérocercoïdes de Braun ne sont pas en tout semblables aux cysticerques, en ce sens qu'ils ne sont pas enfermés dans une vésicule, mais sont bien à l'état de ver libre, déjà rubanaire, doués de mouvements de progression et ne siégeant pas entre les fibres musculaires dans le sens de la longueur de celles-ci, mais d'une manière très irrégulière. Par ailleurs, Braun les a toujours vus de la même taille, ce qui ne devrait pas arriver si le poisson qui les ingère les recevait à l'état d'embryon, c'est-à-dire au début de leur évolution biologique ; de sorte qu'on arrive alors à penser que peut-être l'alevin de la lotte, du brochet, etc., peut seul s'infecter, de sorte qu'on ne peut le voir à ses diverses phases dans le poisson adulte, ou bien qu'il faut revenir à l'idée de la pluralité des hôtes provisoires.

En outre, comment expliquer que le brochet présente, à la fois, des plérocercoïdes et des bothriocéphales rubanaires ? Faut-il penser que les poissons peuvent être infestés de ces larves lorsqu'ils ingèrent des œufs et du bothriocéphale rubanaire, lorsqu'ils avalent un poisson contenant le plérocercoïde ? Aucune expérience directe n'est encore venue juger cette question.

Quoi qu'il en soit, le plérocercoïde ingéré par un chien, un chat, un homme (expériences de Braun) produit bientôt le bothriocéphale rubanaire ; le fait a été si clairement établi qu'il est hors de doute aujourd'hui ; de sorte que, quoique l'hôte provisoire puisse être fourni par tel ou tel poisson différent suivant le pays, il n'en est pas moins vrai que le cycle biologique paraît être semblable pour les tænias inerme, armé et bothriocéphale. Ils passent tous les trois par un hôte provisoire et un hôte définitif.

COUP D'ŒIL D'ENSEMBLE SUR LE CYCLE BIOLOGIQUE DES TÆNIAS. — Si malgré les obscurités qui règnent encore sur le cycle biologique des tænias de l'homme, nous voulons essayer de l'envisager synthétiquement, nous pouvons dire que lorsque l'œuf fécondé d'un de ces parasites se trouve transporté par le fait d'un hasard heureux dans le tube digestif d'un animal propre à son développement et en temps opportun, il commence une phase d'existence active, traverse en général la paroi de ce tube et va dans les organes se transformer en cysticerque qui n'est constitué que par la tête du futur tænia, et qui est dépourvu d'organes génitaux. Puis, lorsque ce cysticerque est ingéré par un animal qui dévore l'hôte primitif provisoire, il se transforme dans l'intestin de ce second hôte devenu définitif pour lui à l'état de ver rubanaire, contenant surtout et presque exclusivement des organes génitaux. Cette succession d'événements constitue ce qu'on a appelé la génération alternante, hypothèse très séduisante dans laquelle un animal, qui nous désignerons par la lettre A pour mieux fixer les idées, excrète un œuf fécondé qui trouve dans un autre animal, que nous appellerons B, les conditions de son développement sous forme de cysticerque dépourvu d'organes génitaux. Puis il arrive un jour que A mange B et le cysticerque, trouvant chez lui les conditions de la continuation de son développement, atteint la forme rubanaire, munie d'organes reproducteurs qui fournissent des œufs fécondés.

D'après cette hypothèse, A mange B, de sorte que tout animal qui porte un ver rubanaire dans son intestin a mangé un autre animal qui était hanté par un cysticerque, donc tout animal por-

tant un tænia parfait dans son intestin est un carnivore d'habitude ou accidentel. Mais on ne sau-
rait dissimuler qu'il y a bien des exceptions à
cette règle. Le lapin, le mouton, le bœuf ont des
tænias rubanaires dans leur intestin et sont rigou-
reusement herbivores. Par ailleurs l'homme peut
devenir ladre par le fait de l'ingestion des œufs de
tænia et abriter ainsi à la fois le parasite sous
forme de cysticerque et de ver rubanaire. — De
son côté, le porc, qui est l'animal susceptible par
excellence de ladrerie, ne porte le ver rubanaire
que très rarement, s'il le porte même, car on ne
connaît qu'un fait positif de présence du tænia
chez lui et il remonte à 1811 (Tardieu cité par
Neumann, *loc. cit.* p. 389).

Toutes les obscurités ne siègent même pas là ;
il y a des bizarreries étranges, car les tænias des
carnivores sont armés, ceux des herbivores sont
inermes, ceux des poissons sont des bothriocéphales
et l'homme les présente tous les trois. Ajoutons que
M. Mégnin (Soc. de Biol., 9 avril 1881) a signalé que
le *tænia tricuspidaria*, qui vit à l'état de cysticerque dans le foie de la perche, de la truite et de
la tanche, passe par le canal cholédoque dans l'intestin où il devient ver rubanaire ; de sorte qu'il
trouve son hôte provisoire et son hôte définitif
chez un seul et même sujet. Donc, tout en admet-
tant que le cycle que nous venons d'exposer paraît être le mode d'évolution de certains tænias
de l'homme, nous devons reconnaître que très probablement d'autres modes existent aussi.

Toutes les anomalies que nous venons de citer
ont porté M. Mégnin à révoquer en doute l'opinion admise ordinairement, touchant le cycle biologique des tænia pour quelques cas au moins;
d'après lui, les tænias des herbivores sont le type
parfait de l'animal, ayant subi toutes leurs phases
chez un seul et même sujet; les tænias des individus
imparfaits ayant passé par un hôte provisoire et un
hôte définitif. D'après lui, les animaux comme le

bœuf, le mouton, le lapin, etc., ingèrent avec l'herbe qui leur sert de nourriture des œufs de tænia armé provenant des selles humaines. Ces œufs arrivés dans l'intestin traversent quelquefois le tube digestif et vont constituer des cysticerques capables de produire le tænia inerme, si le bœuf, etc., est mangé; mais d'autres trouvant par hazard sur leur chemin des cavités adventices de l'intestin provenant de l'agrandissement de glandules ou de follicules digestifs, s'y arrêtent et s'y transforment en cysticerques, puis, pour une raison quelconque, par le fait par exemple de leur développement qui les rend assez volumineux pour dépasser les limites de cette cavité adventice, ils arrivent de nouveau dans l'intestin, continuent alors leur évolution et passent à l'état rubanaire.

L'*hôte provisoire* serait représenté, dans ce cas, par la cavité adventice de la paroi intestinale dans laquelle l'embryon serait arrivé par hasard. En outre, dans cette migration spéciale, le ver aurait subi une modification très remarquable pour s'adapter aux besoins de son *habitat* : il aurait perdu ses crochets et de tænia armé serait devenu tænia inerme. Par conséquent, il arriverait ceci : que l'œuf du tænia armé ingéré par un omnivore ou un carnivore passerait à l'état de cysticerque chez lui, puis, lorsque cet hôte provisoire serait mangé par un autre animal, ce cysticerque deviendrait tænia armé. Au contraire, lorsque cet œuf de tænia armé est mangé par un herbivore, il peut bien passer dans les chairs et devenir cysticerque, mais peut bien aussi subir cette transformation dans une cavité adventice de l'intestin, puis rentrer dans l'intestin en qualité de ver rubanaire. Il n'y aurait donc pas deux tænias différents dans le tænia armé et le tænia inerme, mais seulement deux formes d'un même animal, formes imposées par l'*habitat* du parasite chez un herbivore ou un carnivore.

D'après M. Mégnin, le tænia armé de l'homme

lui serait fourni par la viande de porc ladre, tandis que le tænia inerme serait arrivé chez lui sous forme d'œuf de tænia armé entraîné par l'eau de boisson ou sur des légumes frais ; œuf qui aurait rencontré sur son chemin, au moment où il traversait l'intestin pour aller constituer la ladrerie humaine, une follicule ou une glande intestinale lui permettant de se transformer en cysticerque sur place, puis de retomber dans l'intestin, à mesure de son accroissement, pour constituer le tænia inerme rubanaire.

Les idées de M. Mégnin n'ont pas été acceptées en général, parce qu'elles sont susceptibles d'objections capitales. Par exemple la similitude d'origine du tænia inerme et du tænia armé entraînerait comme conséquence la similitude du tænia elliptique et du tænia cucumérin avec eux, de sorte qu'il faudrait admettre qu'un même œuf de tænia armé du porc pourrait, chez le bœuf ou l'homme, devenir tænia inerme, chez le chien, cucumérin, chez le chat, elliptique. Or, ces vers ont une organisation tellement différente, qu'on ne peut admettre une transformation aussi profonde.

Mais, laissant de côté les tænias elliptique et cucumérin pour ne pas compliquer le débat, envisageant seulement le tænia armé et l'inerme, on a objecté à M. Mégnin la différence de structure de l'anneau chez les deux, différence qui est telle (forme de l'utérus, entre autres) que son hypothèse ne paraît pas susceptible d'être acceptée.

Pour ce qui touche le bothriocéphale, les observations de Schubart, de Knoch, de Leuckart, de Bertholus ont fait connaître assez bien quelques détails de son développement : il paraît, d'après ces travaux, que l'embryon se forme dans l'œuf d'une manière assez complète pendant les mois d'hiver qui séparent la ponte d'automne du développement printanier de l'animal ; puis vers le mois d'avril l'opercule qui obture l'œuf s'ouvre, l'embryon sort en tournoyant à l'aide de ses cils vibratiles qui hérissent sa surface extérieure et accomplit son développement : faut-il un hôte provisoire, deux, ou bien encore le bothriocéphale peut-il se développer entièrement dans un seul et même animal? Bertholus croit à la nécessité d'un seul hôte provisoire, Braun et Leuckart en admettent deux ; Knoch et M. Mégnin croient, au contraire, que le ver peut accomplir toutes ses transformations chez un même sujet. Une observation de M. Potain (Soc. Méd. des Hôp., 1876) semble montrer la possibilité de ce développement direct. Par ailleurs, pour ce qui est du tænia nain, nous avons vu que Grassi, Peroncito, R. Blanchard, etc., ont admis qu'il passe chez un même individu par toutes les phases de sa biologie, et que la paroi de l'intestin constitue son habitation provisoire, tandis que la cavité de cet intestin représente l'habitation définitive. Dans ce cas, une partie des idées de M. Mégnin seraient applicables à la biologie de cette variété de cestodes.

Comme je l'ai dit plus haut : ce fait signalé pour le tænia nain, a une grande importance dans la question, car elle prouve que si les tænias ont besoin de passer par deux états pour arriver de la forme embryonaire à celle de ver rubanaire, et si ordinairement ils passent successivement par deux hôtes différents, il peut se faire parfois qu'ils trouvent dans un seul et même individu toutes les conditions de leur développement.

La théorie de M. Mégnin pourrait alors être scindée en deux parties, et, sans être obligé d'admettre que le tænia armé et le tænia inerme ne sont que deux états d'un même animal, on pourrait admettre qu'une glande intestinale peut dans certains cas constituer l'habitat provisoire du parasite qui, en tombant ensuite dans l'intestin par le fait des progrès de son développement, aurait ainsi parcouru son cycle biologique sur place.

Si l'exactitude de cette hypothèse, qui n'est en

somme que l'extension aux grands tænias du mécanisme admis par Grassi, etc., pour le tænia nain, était constatée, plus d'une obscurité de l'étiologie des tænias de l'homme serait dissipée peut-être. Le fait, entre autres, cité par M. Laboulbène, d'un tænia inerme qui flottait dans l'intestin d'un cadavre alors que sa tête était profondément logée dans une glande intestinale, s'expliquerait tout naturellement.

Mais il serait prématuré de formuler une opinion définitive sur ce point; de nouvelles recherches sont nécessaires; il suffit pour le moment de dire, tout en considérant comme acquis à la science le cycle biologique dans lequel le tænia passe par l'état larvaire de cysticerque avant de devenir rubanaire, et par une habitation provisoire avant d'être dans son milieu définitif, il suffit, dis-je, de dire que ce cycle biologique paraît comporter plus d'un mode et qui présente probablement diverses variétés.

Bérenger-Féraud.

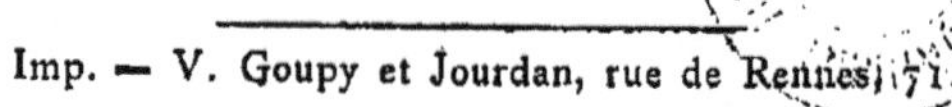

Imp. — V. Goupy et Jourdan, rue de Rennes, 71.